EL SEXO ES SALUD

Sepa por qué la actividad sexual **previene enfermedades y trastornos**

Dra. Romin

Dra. Romín
El sexo es salud. - 1a ed. - Buenos Aires : Dos Tintas, 2009.

1. Autoayuda. I. Título
CDD 158.1

Este libro es informativo. Consulte siempre a su médico de confianza.

ÍNDICE

INTRODUCCIÓN

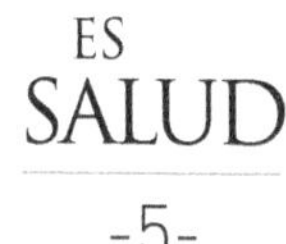

Las mujeres y los hombres disponemos de uno de los mayores placeres de la vida, quizás el más tentador: el sexo. A través de una activa vida sexual podemos disfrutar de nuestro compañero o amante de la manera más intensa hasta alcanzar límites insospechados. A través del mismo descubrimos cada centímetro de nuestro cuerpo y del de nuestra pareja, gozamos y hacemos gozar y, al mismo tiempo, le aportamos a nuestro organismo una extensa lista de beneficios.

No se puede negar la condición "sexual" del hombre. Si bien esto fue ocultado, negado y encubierto en muchas etapas de la historia, hoy existen menos tapujos a la hora de hablar de sexo que hace algunas décadas. Muchas sociedades han comenzado a abandonar los prejuicios culturales y la Educación sexual aparece en la mayoría de los programas educativos del mundo.

Por supuesto que aquí debemos hacer una separación: por un lado, las abundantes imágenes y opiniones que se vierten en los medios masivos de comunicación sin más finalidad que montar un *show* a veces morboso; por el otro, la información que hoy disponemos sobre los beneficios de la sexualidad, cómo mejora nuestra calidad de vida física y psicológica.

El sexo es una actividad placentera, divertida y saludable. Es casi una medicina para el cuerpo que actúa en distintos aspectos.

Decimos que "el sexo es salud", porque a partir de una sexualidad frecuente activamos la circulación, mejoramos la memoria, fortalecemos las defensas, perdemos peso, regulamos las funciones hormonales, se alivian las molestias premenstruales, aumenta la autoestima, disminuyen la depresión y el estrés.

Una relación sexual comienza con besos, caricias y masajes. Estas actividades estimulan los nervios, liberan hormonas, nos relajan, conducen a una respiración más profunda, empezamos a olvidarnos de dolores que nos aquejan, etcétera. Luego el cuerpo pide más porque se incrementa la circulación sanguínea, la zona genital se estimula y los cuerpos se manifiestan con el endurecimiento de los pezones o la erección del pene. Luego llegará el momento del coito y del orgasmo en el cual los cuerpos alcanzarán el máximo clímax.

Cuando una pareja logra una vida sexual frecuente, no sólo mejora sus momentos de intimidad, sino que los demás aspectos de su vida florecerán. Sin embargo, el sexo no es un truco de magia. No significa que hacer el amor activamente resolverá las crisis de pareja.

Una relación amorosa debe ser una seducción constante: compañía, confianza, honestidad, diálogo, caricias, besos y, como resultado, un sexo saludable que supere los obstáculos cotidianos, que se aproveche de los beneficios que aporta y que se alimente de herramientas como los masajes, la comida afrodisíaca y la armonía del ambiente.

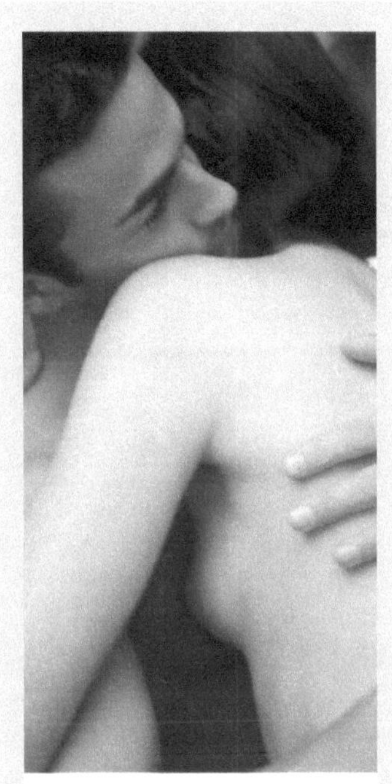

LOS OBSTÁCULOS DEL SEXO

LOS OBSTÁCULOS DEL SEXO

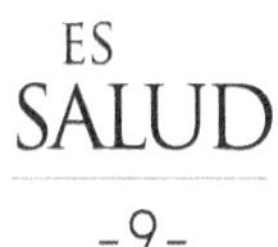

Cualquier persona adulta que lleva su vida en una gran ciudad, se divide entre el trabajo, las ocupaciones, las obligaciones laborales, los problemas familiares, las cuentas que deben pagarse, las complicaciones para llegar a fin de mes, el plomero que no ha ido a solucionar la pérdida de agua y el mecánico que no ha terminado de reparar al auto.

Más o menos, todos esos escollos pueden presentarse en el día de cualquiera de nosotros. Entonces, al llegar a casa, con las pocas energías que quedan sólo se piensa en descansar y dormir algo para poder afrontar la jornada siguiente que, seguramente, será de similares características.

Esa velocidad en la cual desempeñamos nuestra vida atenta contra nuestra vida sexual. Y como decíamos al comienzo de estas páginas: somos seres sexuales.

Las parejas ven disminuidos sus encuentros sexuales, la frecuencia de las relaciones se espacian cada vez más, los momentos de goce con nuestro ser amado se reducen y nuestra vida pierde la posibilidad de ganar salud (y placer) a través del sexo.

En este contexto, tan común en estos días, las relaciones sexuales se convierten en "trámites" forzados y rápidos que, además de privarnos del sexo, van perjudicando nuestra relación de pareja.

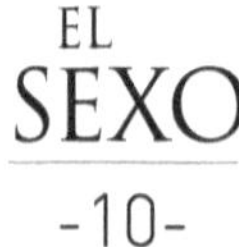

Los siguientes son algunos consejos para lograr que la rutina y las obligaciones dejen de entrometerse en nuestra vida sexual y encontremos algún momento para la intimidad necesaria:

• Una buena relación sexual con nuestra pareja o ser amado alivia tensiones y nos predispone mejor para afrontar los desafíos diarios.

• Tomarse el tiempo para descansar. El cansancio es el principal asesino del deseo. Nada peor para el sexo que estar cansados. Y nada mejor que iniciar una relación sexual después de un merecido sueño reparador.

• Tomar un mayor control de la sexualidad. Si es nuestra pareja quien comienza siempre con el juego previo, adquirir un rol diferente e iniciarlo nosotros: masajes, caricias, juegos previos, son estímulos que favorecen el goce.

• No pensar en el sexo como una mera actividad, sino como un recurso que une y alimenta a la pareja. Llevar una activa vida sexual mejora todos los aspectos de esa pareja.

• Darle prioridad a la relación sexual. Dejar otras actividades para otro momento, pero intentar no posponer el sexo para ponerse a planchar una camisa o limpiar la cocina. Aunque la ropa esté arrugada o la olla quede sucia hasta el día siguiente, nuestro humor será mucho más feliz si nos dedicamos a tener un momento de intimidad con nuestro ser amado más frecuentemente.

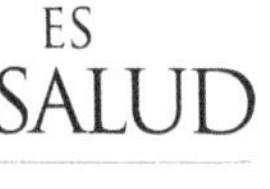

• Cuando sintamos que el sexo con nuestra pareja se volvió rutinario y nos resulta aburrido, usemos la imaginación. Cenas románticas a la luz de las velas, paseos nocturnos por el río, invitaciones a tomar una copa en un bar al que cada uno llegue por separado... Sólo es cuestión de conversar y saber qué deseos tiene la otra persona.

• Hacer actividad física: ejercitarnos, caminar, trotar, nadar, andar en bicicleta. Cuanto más activo se encuentre nuestro cuerpo, habrá mayor actividad hormonal y mayores deseos sexuales.

• Si nos estamos medicando, consultar con nuestro especialista qué tipo de efecto colateral puede tener la medicina sobre la actividad sexual.

• Nunca debemos programar el sexo. Las relaciones deben darse de manera natural. Si nos ponemos como obligación tener sexo en tal o cual momento, sólo fracasaremos pues lo viviremos como una obligación más.

• No sentirnos presionados si escuchamos que una amiga cuenta que tiene sexo todos los días, o que sus relaciones duran una hora... cada pareja tiene su tiempo, su espacio y su momento. Lo ideal es aprovechar y disfrutar cada minuto con nuestro amante.

• Organizar actividades infrecuentes en nuestra pareja: cenar afuera, ir al cine, concurrir a un concierto de rock, tomarse un fin de semana en el campo, hacer un picnic al aire libre, ver películas eróticas. Es decir, poner en práctica actividades que nos hagan olvidar la rutina diaria.

• Hablar, conversar y saber qué quiere la otra persona. Y que la otra persona sepa qué queremos nosotros, qué nos seduce, qué nos estimula, qué nos excita. El diálogo es el primer paso de una relación sexual saludable.

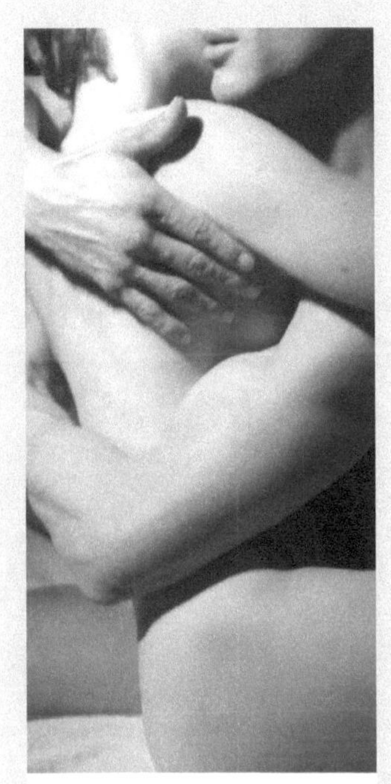

LOS BENEFICIOS DEL SEXO

LOS BENEFICIOS DEL SEXO

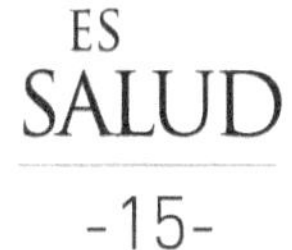

La actividad sexual aporta al organismo una innumerable lista de beneficios que iremos desarrollando:

- Alivia dolores de cabeza
- Disminuye malestares y dolencias
- Nos embellece
- Mayor atracción
- Buen humor
- Aumenta la capacidad respiratoria
- Mejora el estado físico
- Vitaliza
- Mayor predisposición
- Reduce la ansiedad
- Adelgaza
- Aumenta las defensas del organismo
- Previene enfermedades del corazón
- Minimiza los riesgos de padecer cáncer de próstata
- Permite dormir mejor
- Fortalece la pelvis
- Ayuda a detectar el cáncer de mama
- Es bueno para el colesterol
- Aleja el estrés
- Acrecienta la secreción hormonal

Uno por uno

Alivia dolores de cabeza

La actividad sexual relaja los vasos sanguíneos cerebrales. Por ello, el dolor de cabeza que es tan común en las mujeres puede reducirse o desaparecer con relaciones frecuentes.

Al mismo tiempo, un buen momento en pareja servirá para tranquilizarse. Cuando los dolores de cabeza se vuelven frecuentes por la noche, el hecho de pensar en un buen encuentro sexual, servirá como calmante.

Disminuye malestares y dolencias

Al momento de llegar al orgasmo se libera en nuestro organismo una hormona llamada occitocina y se elevan considerablemente los niveles de endorfinas. Estos procesos hormonales actúan de tal manera que se alivian dolores corporales. No sólo los dolores de cabeza como vimos más arriba, sino otro tipo de malestares como los producidos por el estrés, el agotamiento o la artritis, entre otros.

Nos embellece

Las relaciones sexuales nos vuelven más bellas a las mujeres pues nos hace perder calorías –unas 500 aproximadamente–, y nos hace movilizar todos los músculos del cuerpo. Una buena noche de sexo hace que nuestra piel se vea más joven. Uno se siente bello, con más confianza y alegre.

Mayor atracción

Al tener más relaciones nos volvemos más atractivos para el sexo opuesto. Esto, que parece extraño, es una reacción química. La atracción se produce por la acción de las feromonas que desprendemos naturalmente todos los individuos que mantenemos una vida sexual activa.

Las feromonas son sustancias inodoras que segrega nuestro cuerpo. Tienen la función de afectar nuestro comportamiento sexual y atraer al sexo opuesto. Y está comprobado científicamente que las personas que desprenden más feromonas son más atractivas sexualmente.

Buen humor

Una buena frecuencia en la actividad sexual nos mantiene de buen humor. Aporta beneficios a la mente, y mejora el carácter y las relaciones sociales.

Aumenta la capacidad respiratoria

La activa vida sexual incrementa el aporte de oxígeno a las células y estimula la actividad de órganos y sistemas dentro del cuerpo.

Mejora el estado físico

El sistema respiratorio y muchos grupos musculares se ejercitan durante una relación sexual. Si se repiten las relaciones sexuales unas 3 veces a la semana y las acompañamos con una actividad física deportiva, nuestro cuerpo ganará energía.

Vitaliza

Una vida sexual activa es un excelente antídoto para alejar dolores. Además activa la circulación y mejora la memoria, actuando como fortalecedor del sistema inmunológico y favoreciendo la pérdida de peso.

Mayor predisposición

Aquellas personas que llevan adelante una vida sexual activa se muestran más felices en todos los órdenes de la vida. Eso se manifiesta, por ejemplo, con una mejor predisposición a la hora de trabajar, estudiar y llevar adelante las actividades diarias. También, son personas que se muestran más sociables y de mejor humor en sus relaciones sociales.

Reduce la ansiedad

Los estados de ansiedad –que nos llevan a comer en exceso y a aumentar de peso– son un mal de nuestro

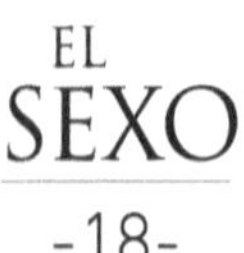

tiempo. El estrés y el esfuerzo cotidiano nos llevan a un estado de nerviosismo que frecuentemente se manifiesta con una necesidad extrema por comer.

Existen cientos de estudios, informes y trabajos médicos y científicos que mencionan la estrecha relación que existe entre una activa vida sexual y la reducción de la ansiedad.

Esos estudios demuestran que si se canalizan esas energías producidas por el estrés a través de una ejercitación sexual abundante, se pueden reemplazar, atenuar y hasta erradicar esas ansias por comer.

Esto se produce porque las endorfinas que son liberadas por el organismo durante la relación sexual, hacen olvidar el estrés y la ansiedad que nos impulsa a ingerir alimentos compulsivamente.

A través de esto queda demostrado que el sexo es un antídoto natural para combatir el estrés y alejar la ansiedad.

Por supuesto que en esto tiene mucho que ver la duración de la relación sexual, las posiciones empleadas, los movimientos realizados y la intensidad del encuentro.

Adelgaza

En una relación sexual se incrementan los latidos del corazón, la dilatación de los vasos sanguíneos de los genitales y, al llegar al orgasmo, se gasta una energía similar a la de cualquier otro ejercicio físico. Porque en definitiva, el sexo no deja de ser un ejercicio corporal que quema calorías y libera energía.

Algunos estudios han elaborado una lista de la cantidad de calorías que puede hacernos perder un encuentro sexual:

• Unas 120 calorías menos por desnudar a nuestra pareja.

• Realizar unos minutos de caricias y masajes a nuestro amante elimina cerca de 50 calorías.

• Un beso apasionado quema unas 60 calorías.

• Una relación sexual de 15 minutos consume alrededor de 150 calorías.

• Entre 30 y 160 calorías un orgasmo.

• Realizar el coito con la posición del misionero quema unas 220 calorías, que pueden llegar a ser 400 si nos animamos a posturas más exigentes.

Aumenta las defensas del organismo

Mantener relaciones sexuales dos veces por semana aumenta la producción de un anticuerpo que protege de gripes y otras infecciones.

Las ganas y los deseos de mantener sexo predisponen al sistema inmunológico para elevar las barreras de protección.

Previene enfermedades del corazón

Está clínicamente demostrado que una activa vida sexual mejora la salud cardiovascular.

Las investigaciones recientes echan por tierra con las antiguas creencias de que el sexo esforzaba al corazón y demuestran que tener dos o más encuentros sexuales a la semana disminuye las posibilidades de ataques al corazón, porque estimula el sistema cardiovascular.

Minimiza los riesgos de padecer cáncer de próstata

Hay estudios que demuestran que la cantidad de eyaculaciones que se tienen entre los 20 y los 30 años disminuye notablemente el riesgo de padecer cáncer de próstata. En la actualidad se cree que alrededor de 5 eyaculaciones a la semana previenen a los hombres de este tipo de cáncer.

Permite dormir mejor

Durante un acto sexual se liberan en nuestros organismos unas hormonas llamadas occitocinas. Las mismas tienen la función de estimular el sueño. Luego de un orgasmo, estas hormonas producen sensación de placer, que induce al relax y al adormecimiento.

Fortalece la pelvis

Los movimientos que se producen durante las relaciones sexuales son muy efectivos en la salud femenina pues fortifican los músculos del área pélvica. Esta particularidad tiene gran importancia luego de los 40 años y en el período de la menopausia para evitar la incontinencia urinaria.

Ayuda a detectar el cáncer de mama

Los juegos previos a la relación sexual en esos momentos en los cuales los amantes se brindan caricias, masajes y roces sensuales, permiten recorrer los senos y realizar una detección temprana del cáncer de mama.

Para esto se aconseja que, durante el momento de las caricias, realicemos un recorrido suave con las yemas de los dedos por toda la superficie de los senos, en sentido circular, para detectar algún bulto o anomalía.

Esta actividad, además de un extremo placer, nos ayuda a reconocer los cambios en el cuerpo y anticiparnos a cualquier problema.

Es bueno para el colesterol

Contribuye a equilibrar el colesterol bueno y el malo y, al mismo tiempo, reduce el exceso de colesterol en el cuerpo.

Aleja el estrés

El estado de satisfacción y relajación que produce el sexo alivia a la mente y al sistema circulatorio.

Acrecienta la secreción hormonal

Una buena frecuencia en las relaciones sexuales incrementa el nivel de las hormonas femeninas que reducen el riesgo de enfermedades del corazón y del tracto vaginal.

Durante el orgasmo, también es segregada la hormona llamada DHEA en una cantidad 5 veces mayor a la normal. Esta hormona es la principal generadora de andrógenos en las mujeres. Está también presente en los varones.

Los altos niveles de DHEA son asociados a la longevidad, al aumento de la libido, la formación de masa muscular, etcétera.

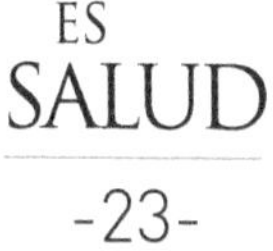

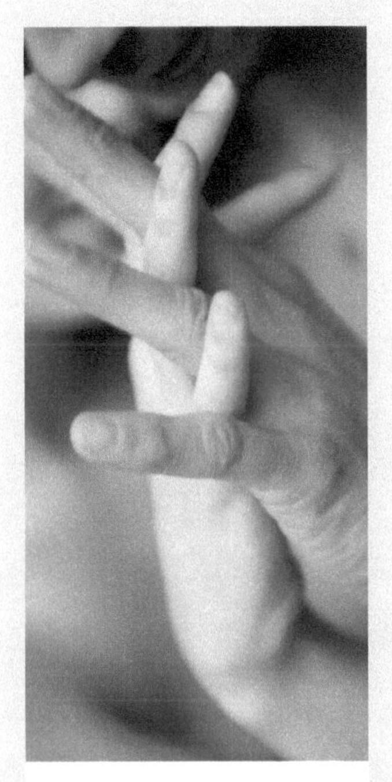

¿CÓMO AUMENTAR LA LIBIDO?

¿CÓMO AUMENTAR LA LIBIDO?

¿Cómo aumentar la libido?

La descripción de "libido" hace referencia, básicamente, al deseo sexual de las personas. Es decir, a las ganas y a la energía con la cual un individuo encara su vida sexual.

Por ello, cuando atravesamos momentos de mayor o menor apetito sexual (necesidad, ganas, energía, fuerza, deseo, etc.), hablamos de tener "la libido alta o baja".

Como vimos en el capítulo sobre los obstáculos del sexo, muchas veces es la rutina y el cansancio diario lo que influye para que deseemos un rato de intimidad con nuestra pareja.

Cuando la ausencia de deseo sexual es algo momentáneo o pasajero, posiblemente sea el agotamiento o el estrés lo que nos está perjudicando; pero cuando el problema se extiende en el tiempo (por lo general acompañando a una fuerte depresión) el descenso en la libido debe considerarse como una enfermedad y hay que concurrir urgente al médico especialista.

A continuación, brindaremos algunos consejos que pueden ayudar a recuperar ese deseo.

Masajes para empezar
a comunicarnos

Las personas se pueden comunicar de muchas formas, tanto verbal como no verbalmente. Todos conocemos situaciones de la vida diaria en que una mirada o una expresión del rostro comunican sentimientos de placer, desaprobación, asombro o enojo. Llegar a comunicarse de manera que cada uno aprenda del otro y pueda responder a sus deseos asegura que cada experiencia sexual sea única y espontánea. Poder aprender a decir lo que uno quiere previene en gran medida caer en una rutina en la que cada vez se repite lo mismo y que generalmente menoscaba los sentimientos de gozosa expectativa que tanto añaden a la experiencia.

Hombres y mujeres, pero especialmente los hombres, se ven sometidos a la expectativa social que los supone *boy scouts* "siempre listos" y expertos en técnicas sexuales; mucha gente cree que ser un "buen amante" significa saber, sin que se lo digan, qué es lo que ha de hacer para complacer a su pareja. Esta situación no hace más que incrementar las preocupaciones y tensiones que interfieren con el auténtico goce sexual. Uno puede pensar que ha de saber leer el pensamiento y estar continuamente atento a los signos e indicios de lo que su pareja quiere o siente, y es posible que le parezca que la sexualidad del otro, sus respuestas y el hecho de tener o no un orgasmo son a la vez reflejo y responsabilidad suya.

Dar y recibir placer dependen de la entrega emocional y física de ambos. La pareja debe compartir la responsabilidad de que sus contactos sexuales sean tan gratificantes como sea posible. Ambos pueden brindarse sensaciones de placer y excitación en un ambiente de comodidad, atención y afecto que les facilite el orgasmo a los dos. Compartir pone en juego la comunicación y la confianza; confianza en que cada uno comunicará, verbal o no verbalmente, lo que siente y lo que le gustaría. Y la confianza permite que los dos se sientan libres para concentrarse realmente en el propio placer.

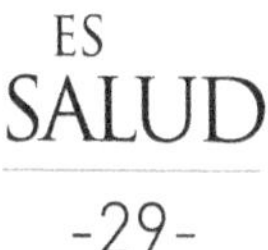

Es natural que uno se encuentre un poco incómodo cuando empieza a comunicarse directamente sobre cosas referentes a lo sexual. A la mayoría de nosotros no nos dieron muchas ocasiones de practicar la comunicación sexual mientras crecíamos. Reconocerlo así hará que les sea más fácil brindarse apoyo recíproco. No olvidemos que resulta de suma importancia comunicarse en forma positiva. Si decimos de modo positivo: "Me encantaría que me acariciaras así" y no negativamente: "Así no me gusta", estamos demostrando que queremos que nuestro compañero lo intente, e indirectamente también le estamos manifestando que creemos que él es capaz de aprender. Comunicar nuestras necesidades es un ingrediente vital para la renovación y expansión continuas de nuestra sexualidad, lo cual permite mantener viva y renovada la relación.

Por esto es importante que la pareja llegue a un código propio, personal, sin perder la posibilidad del juego ofrecida por el lenguaje y las caricias.

Un recorrido por las diferentes zonas erógenas del cuerpo, más allá de la genitalidad, nos enseña a obtener placer de lugares inexplorados.

Nuestros cuerpos tienen zonas neutras, que no nos transmiten placeres especiales, y otras zonas muy sensibles, que son las zonas erógenas, lugares especiales donde las caricias –y en consecuencia los masajes– producen sensaciones únicas.

Las zonas erógenas no son puntos arbitrarios: coinciden con aquellos donde se concentra gran cantidad de terminaciones nerviosas, lugares que responden ante una estimulación adecuada y su inervación les concede una especial sensibilidad.

La punta de los pezones y el clítoris en la anatomía femenina, el pene e incluso las tetillas en la masculina, entran dentro de esa categoría. Son zonas aceptadas como eminentemente erógenas. Todos podemos enumerar también las llamadas zonas secundarias, como el cuello, el centro de la espalda, las orejas, los labios, la parte anterior de las piernas, la cola.

Despejemos algunas dudas recurrentes. ¿Toda estimulación de los pechos femeninos será entonces placentera? A veces no. Una diferencia de milímetros, una presión excesiva o simplemente una falta de predisposición de la receptora modifican la respuesta. Además de las terminaciones nerviosas existentes e iguales para todos, está la historia individual de las zonas erógenas, un descubrimiento necesario que cada amante debe realizar sobre el mapa de su compañero. Una travesía a veces por caminos cerrados o dormidos, que sólo una actitud exploradora puede ir despertando, abriendo, como una forma de enriquecer la sensibilidad y, por ende, la intensidad de la acción.

La piel mantiene registros de contactos y caricias con las personas que alguna vez nos quisieron, que nos hicieron sentir bien. Si alguien las repite podemos sentirnos amadas nuevamente. También puede suceder al revés: que quien repita los gestos de otro –ese otro privilegiado en el recuerdo– aparezca como un intruso.

A todas las mujeres les sucede esto. Cada una, inclusive sin saberlo, lleva una red en la que cada nudo es un punto sensitivo y cuyo diagrama está siempre sin terminar. Encontrar ese recorrido y continuarlo requiere de nuestra disposición a dejar correr la imaginación del otro. También necesita de nuestra atención para atrapar las sensaciones que puedan brindarnos sus gestos y actos.

¿Se localizan en partes específicas los impulsos ardientes que nos desatan algunas personas? Todos debemos recordar que alguna vez alguien nos provocó una corriente tórrida, quemante e incontenible por todo el cuerpo. Sin poder definir exactamente por qué ni poder localizarlo en alguna parte en especial, todo nuestro ser respiró con otro ritmo y se dejó invadir por una sensualidad arrolladora.

No todos los días se alcanzan esas temperaturas ni todos nuestros compañeros son capaces de volver a encender esos estados. Tampoco se pueden obtener por vías mecanicistas, rutinarias, encuentros sin imaginación y hasta diríamos desapasionados.

La búsqueda de la sensación perdida puede iniciarse prácticamente por cualquier parte del cuerpo. Pies, párpados, brazos, antepiernas, nuca, pelo y todo el resto de la superficie corporal están a la espera de ser visitados.

En verdad, todo el guante de piel que nos envasa es nuestro gran órgano sexual y puede servirnos para acceder a estos contactos cercanos con seres queridos. De piel a piel fue el contacto con nuestras madres. Si la piel tiene un lenguaje, éste es el de la ternura sensual. Este fue el motivo por el cual generaciones de culturas oscurantistas hicieron de ella un tabú, condenando a la sexualidad a los límites de la genitalidad.

El contacto y la estimulación de la piel es uno de los mayores componentes de la actividad sexual. Ella no sólo siente cuando la tocan: también percibe lenguajes de temperaturas, texturas, tersuras y vibraciones que ofician de disparador para la más variada gama de sensaciones sexuales. Aunque no seamos conscientes de ello, cuando dos cuerpos se entrecruzan, el olor, el tacto, la compatibilidad de nuestras pieles son quienes determinan la atracción o el rechazo más que cualquier otro elemento.

La existencia de lugares erógenos en todas las áreas del cuerpo es inagotable. En cada persona obedecen a un recorrido especial y distinto, no determinado por la presencia de tejidos más sensitivos o por la mayor cantidad de corpúsculos sensibles al tacto, sino muchas veces por los recuerdos guardados en esos lugares. Un hombre abraza a su mujer, comienza lentamente a acariciarle la espalda, los brazos. Es un gesto que en sí puede no ser erótico. A ella le produce ondas de relajación, de abandono, deseos de sentirse mimada, cuidada. No sabe por qué, ni siquiera es preciso que lo sepa. Importa que ella se abrió al afecto y al goce, que la simple mano recorriendo la espalda los llevó a una escena de progresivo erotismo. Sin buscarla especialmente. No es necesario, por supuesto, investigar la historia secreta de cada parte de nuestro cuerpo. Sí, imprescindible, saber que ninguna fórmula será infalible ni ningún experto podrá enseñarnos las claves. El aprendizaje pasa por el reconocimiento.

Ante tanta y tan sutil variedad de respuestas, acomete el miedo de que algunos territorios sean tan maravillosos como inaccesibles. No es para intranquilizarse: son tan accesibles como inagotables.

Las claves aparecen en las manos, a flor de piel, cuando aceptamos presentarnos verdaderamente desvestidos, desprotegidos, confiados en que nada de cuanto el cuerpo de la otra persona puede practicar sobre el nuestro vulnerará la entrega. Hay zonas del cuerpo que desean ser indagadas y descubiertas y, si estamos alertas, tendremos indicadores que nos dirán cuáles son.

Por todo esto, los masajes (que veremos más adelante) son un excelente instrumento para rozarnos, tocarnos, acariciarnos y aumentar la libido.

El beso

El beso es el principio, es el instante único del comienzo de una relación. Es el primer contacto entre dos personas capaces de amarse durante toda una vida. Es la chispa que enciende el fuego de la pasión para sentir y gozar.

La boca, los labios y la lengua son zonas sumamente atractivas y erógenas. Con este conjunto de órganos se puede besar, lamer o mordisquear cualquier parte del cuerpo de la pareja, combinando gusto, tacto y olfato. Con ellos es posible iniciar lentamente el juego previo para un sexo supremo.

Saber besar es sumamente importante y permite expresar sentimientos y emociones. Según el clásico *Kamasutra*, se definen distintos tipos de beso:

• El "beso ladeado" cuando las cabezas de los amantes se ubican en direcciones opuestas y se produce el beso.

• El "beso inclinado" está cargado de afecto y de ternura, porque se produce cuando, por ejemplo, el hombre atrae a su pareja sujetándola levemente del mentón, generando una situación delicada y sin prisas para el amor.

• El "beso de presión" es el que se ejerce sólo con los labios y sin el contacto de la lengua, ejerciéndolo por un lapso muy corto.

• De una manera más apasionada existe el "beso directo", que no es otro que el que permite un fuerte contacto de los labios de ambos amantes, dejándolos expuestos para el contacto con la lengua y el leve mordisqueo de los dientes. Es muy excitante y suele encender la pasión.

En otras partes del cuerpo el beso puede ser, según el lugar, comedido, apretado y delicado. Son los distintos tipos de besos que se pueden dar en la frente, los ojos, las mejillas, el pecho, los pezones, la zona interior de la boca, el cabello, la nuca y el cuello. Durante el período de los besos por todo el cuerpo, es recomendable no hacerlo simultáneamente, así cada uno de los amantes puede concentrarse en sus propias sensaciones y disfrutar del placer de besar o de ser besado. La intensidad de los besos en la piel puede ser mediana, fuerte o suave, dependiendo de la zona o de los gustos de cada uno.

El mordisco

Es capaz de encontrar las más escondidas sensaciones de placer en casi todas las partes del cuerpo. Existe un mordisco provocador y otro apasionado, siendo cada uno llevado a la práctica en la justa medida para dar placer sin lastimar ni dejar marcas.

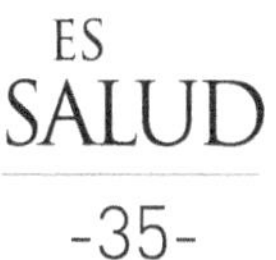

Los cuerpos, el acto sexual y los masajes

El acto sexual, más que un conjunto de recetas infalibles, es un arte desarrollado de manera creativa por cada persona y su pareja.

Las diversas posturas y los juegos sexuales son variantes del juego generado en el encuentro sexual, realizadas en función del placer mutuo y compartido, con la mayor libertad e intensidad posibles. Experimentarlas vuelve a la actividad sexual más interesante y evita así que sea monótona y aburrida. Igualmente importante resulta el hecho de que algunas son más placenteras para un compañero que para el otro, siendo de gran importancia que se tomen en cuenta las preferencias de ambos.

Además, las posiciones preferidas pueden verse alteradas de tiempo en tiempo, dependiendo esto, en mayor o menor medida, de la experiencia sexual, la salud, el peso, los meses de embarazo, el tamaño de los genitales y las diferencias corporales en general. Pero la mayoría de las parejas realiza su experimentación sexual durante los primeros años de convivencia y luego se armoniza utilizando una o dos posiciones que la haga sentir mejor y más cómodas.

En nuestra sociedad, la posición más común para realizar el acto sexual es la llamada posición del "misionero". En ella, la mujer habitualmente está relajada y el hombre posee la iniciativa, situación primordial en nuestra cultura. Es una posición excelente para la impregnación, ya que la mujer puede mantener sus rodillas elevadas, después de la eyaculación de su cónyuge, aumentando las oportunidades de que los espermatozoides penetren al útero. Pero para muchas mujeres presenta desventajas. Los movimientos y la participación activa de la mujer pueden estar demasiado restringidos; la penetración puede ser demasiado profunda. Puede ser incómoda para una mujer con un compañero obeso, pudiendo llegar a ser bastante acrobática para parejas seniles o corpulentas. En esta posición al varón le es difícil contactar y estimular el clítoris de su compañera.

No existe la postura ideal; se trata de que cada persona se fabrique la suya propia, sin ningún libro de instrucciones ni de recetas mágicas. Todas las posiciones coitales, a menudo intentadas e imaginadas con contorsiones y posiciones gimnásticas, pueden condensarse en algunas posiciones básicas, menos insólitas pero mucho más accesibles a los humanos. Las variaciones descriptas de éstas son infinitas. Es verdad también que el acto sexual no debe convertirse en una proeza deportiva o una experimentación de laboratorio.

La posibilidad de utilizar una posición u otra expresa nuestra libertad motora y psicológica. Incluso las mismas técnicas pueden resultar nocivas si, lejos de realizarse en un clima de juego y de entendimiento, se llevan a cabo en un clima deportivo para demostrar eficiencia.

Sin embargo, hay algo que no puede faltar en una relación sexual para que sea completa y con los amantes preparados para disfrutar el mayor placer: iniciar el contacto con caricias y masajes estimulantes que activen todas las funciones sensoriales para disfrutar cada roce de nuestro compañero o compañera.

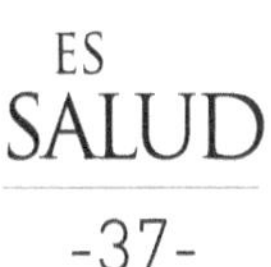

Más allá de los cuerpos

Algunas ideas para tener en cuenta a la hora de incrementar la libido con la idea de buscar un placer sexual óptimo, aspecto indiscutiblemente central de una sexualidad plena:

• El placer y el goce surgen de la unión de sensualidad, erotismo, cuerpos y deseos.

• Cuanta más intimidad, ternura y libertad se den en la pareja, mejor será la relación sexual. Ninguna relación puede producir goce si es impuesta o forzada.

• El placer sexual se logra a través de múltiples formas de expresión: las caricias, los besos, las miradas, los masajes eróticos y no exclusivamente mediante el contacto íntimo en la cama.

• En especial para la mujer, es importante que las demostraciones de ternura y los contactos físicos se den a lo largo del día para que la relación por la noche sea más placentera.

• La pareja no disfruta de la misma manera cada vez que hace el amor porque las circunstancias son siempre diferentes. Hay ocasiones en las que el placer puede ser desbordante y, en otras, medianamente satisfactorio.

• En la actualidad, las parejas se sienten libres para imaginar y crear nuevas formas de relación sexual. Estas iniciativas pueden originar experiencias placenteras y gozosas más intensas.

• No vale la pena dar importancia a un fracaso al hacer el amor. Se trata de pequeños accidentes pasajeros ocasionados casi siempre por preocupaciones, tensiones, cansancio, falta de preparación.

• La atracción sexual no se origina solamente por la cercanía. Hace falta que tanto la mujer como el varón la incentiven a través de las innumerables formas que brindan la sensualidad y el erotismo.

• La conquista amorosa no termina con el compromiso ni con el matrimonio. Es necesario que la pareja se mantenga en un perenne proceso de seducción para que la relación amorosa conduzca al placer y al goce.

• La rutina es el enemigo número uno de lo placentero, al igual que la falta de respeto interpersonal.

• Los masajes, y en especial aquellos que apuntan al erotismo, son esenciales en este proceso que venimos describiendo. Descubrir en el otro, y en uno mismo, aquellos puntos de placer y estimularlos mediante el masaje es una de las mejores fórmulas para mantener encendida la pasión en una relación.

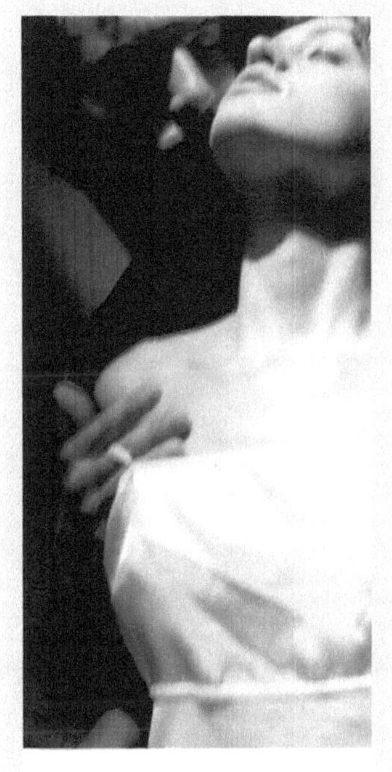

LA INTIMIDAD Y EL AMBIENTE IDEAL

LA INTIMIDAD Y EL AMBIENTE IDEAL

Probablemente un encuentro sexual no tenga un lugar establecido. Si estamos solos en casa con nuestro amante, el baño, una mesa o el sofá del living pueden ser lugares apropiados.

Sin embargo, lo ideal es que los amantes se reserven un espacio para sus relaciones, sus masajes, sus caricias y sus encuentros. Una cama cómoda, una iluminación adecuado, velas, aromas, bebidas... Todo influye para que una relación sexual se convierta en algo más saludable.

El lugar ideal

El lugar ideal para los masajes eróticos, los juegos previos –y el mismo coito– no debe ser necesariamente la cama. Puede llevarse a cabo en cualquier espacio donde la pareja sienta comodidad. Sin embargo, lo que debe buscarse es que sea tranquilo, que no haya interrupciones y que sea agradable.

Como los compañeros permanecerán desnudos, lo ideal es que la temperatura ambiente sea cercana a los 24º ó 25º C.

La cama o el sofá donde se ubiquen los amantes debería estar cubierta de una sábana o edredón de algodón, suave, limpio y perfumado.

La luz tenue, las velas aromáticas y la música pueden acompañar perfectamente este momento.

También unas copas con vino o champaña serán un complemento ideal para armonizar y estimular todos los sentidos.

Y, en esta época tan "comunicacional", no está de más apagar los teléfonos celulares y la computadora para que ninguna llamada ni mensaje distraiga a la pareja.

Aunque en ocasiones –especialmente antes de un coito– la espontaneidad, la furtividad y la sorpresa son ideales para estimular a los amantes, el masaje *hot* busca llegar a ello pero con más tiempo y placer, por lo cual, todos los preparativos y cuidados serán bienvenidos.

Aceites y accesorios

Existe una gran variedad de aceites perfumados que deja la piel suave y agrega aroma a la ocasión.

Para utilizarlo, el aceite se debe verter en las manos con cierta moderación. De esta manera, se logra una buena humectación para deslizar palmas y dedos sobre la piel sin friccionar demasiado, causando un efecto inverso al deseado. Las plumas, telas y suaves texturas son también elementos plenamente favorables para brindar placer antes y durante los masajes, los mimos y las caricias.

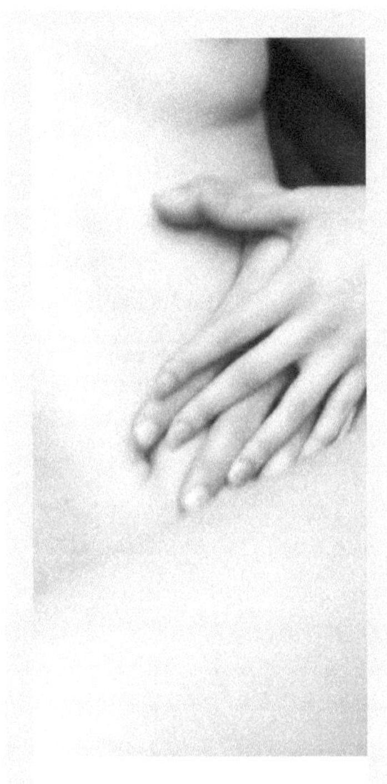

MASAJES:
TERAPÉUTICOS Y ESTIMULANTES

MASAJES: TERAPÉUTICOS Y ESTIMULANTES

Los masajes, terapia y placer

Los masajes terapéuticos son una técnica manual que se le brinda al organismo para restablecer funciones, equilibrar, eliminar el estrés de la vida diaria, armonizar los músculos y combatir dolores, entre otras cosas. Pero, además de vencer las molestias cotidianas, disminuir el cansancio y anular las dolencias corporales son, a la vez, una sensación altamente placentera. Por esta razón, cuando hablamos de sexo y salud, el masaje en todas sus formas (medicinal, sensual, erótico, estimulante) no puede quedar de lado.

El masaje erótico

El masaje erótico o sensual es para dar y recibir. Es encontrar la amplitud y profundidad de las sensaciones, aumentando el placer sexual sin esperar nada a cambio. Esta concesión de placer voluntaria requiere el uso de toques y masajes, fundamentales para dar placer a la pareja y lograr un excitante clímax.

El masaje erótico es disfrutado de manera especial por los amantes, más allá de que conozcan las técnicas básicas o de que sean especialistas en ponerlo en práctica. Es el efecto general de relajar y dar la oportunidad de gozar el tacto, afinando la agudeza y profundidad de los sentidos referidos a la excitación corporal y el mejoramiento de la actitud sexual en su conjunto.

El objetivo principal del masaje sensual es proporcionar la oportunidad de descubrir qué es lo que le causa placer, qué partes de nuestro cuerpo, al entrar en contacto con las manos del otro, son capaces de brindarnos un máximo placer. Es el conocimiento mutuo de los cuerpos. Es observar por parte del que da y sentir por quien recibe. Es entregarse por completo al disfrute y el goce del tacto en las zonas más sensibles y, por qué no, inexploradas.

El masaje erótico localiza en nuestro cuerpo zonas de placer que, en ocasiones, ni sabíamos que existían o que podrían brindarnos un goce sexual.

Si bien este tipo de masaje tiene por finalidad alcanzar un orgasmo, el mismo puede ser un modo de disfrute sin la necesidad de que exista un coito.

Es un acto en el cual la pareja se brinda placer uno al otro, pero no al mismo momento: cada integrante se puede concentrar sólo en dar y luego en recibir, aumentando las opciones de alcanzar el disfrute máximo.

El masaje erótico produce en las mujeres un efecto superior al beso o las caricias.

Por su parte, en los hombres, puede disminuir las dificultades de quienes poseen problemas de erección.

En síntesis, el masaje sensual:

• Es un excelente comienzo para una relación sexual.

• Puede ser una experiencia sexual por sí sola sin necesidad de coito.

• Ayuda a superar problemas sexuales en la pareja.

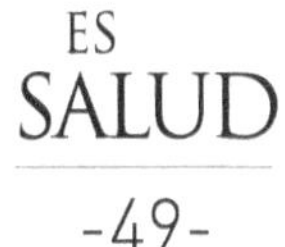

La preparación para el masaje erótico

Para dar un buen masaje, es necesario que ambos amantes adopten una posición cómoda. La más común es que el que recibe, se acueste desnudo boca abajo y el otro, también desnudo, vaya cambiando de posición a medida que explora las distintas partes del cuerpo, desde la cabeza hasta los pies.

Las técnicas de masaje

Son muchas las variantes y las posibilidades del masaje erótico. En este capítulo mencionaremos algunas de las más conocidas. Sin embargo, nada de esto es estricto. Para buscar nuestro placer y el de la pareja, podremos recurrir a uno de estos pasos o a la combinación de varios de ellos.

Es necesario recordar que cada pareja encontrará sus mejores momentos en la exploración y el conocimiento de sus cuerpos y de sus sensaciones. La búsqueda de aquellos roces, caricias y masajes que permitan acceder al mayor placer.

El masaje sensual es un preámbulo ideal de la relación sexual.

Si bien es muy probable que la mayoría de los hombres dispongan de una zona erógena alrededor de sus tetillas o que las mujeres posean una zona clave en sus nalgas, esto no es exacto. Por ello, con el masaje erótico se debe realizar un recorrido que nos permita conocer cada rincón del cuerpo de nuestro amante y que éste haga lo mismo sobre el nuestro. Este paso previo debe realizarse con cualquier técnica o de cualquier manera: sólo hay que encontrar el más adecuado y así podremos disfrutar de un goce mayor.

Consejos y técnicas
para dar masajes eróticos

Un buen comienzo

Mantener un ritmo lento y sostenido es fundamental para brindar un buen masaje. Las manos y los dedos se utilizan para ejercer una presión en el cuerpo de la pareja capaz de proporcionar un máximo placer, encontrando en cada parte del cuerpo diferentes sensaciones que hacen del masaje la preparación ideal para el acto sexual.

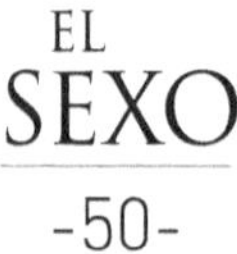

• **Variaciones de presión**: se debe comenzar con una presión firme y luego repetir dos veces cada movimiento, empleando primero una presión relajada y después una ligera con las yemas de los dedos. Al masajear con presión firme, se debe trabajar con las manos y los dedos los músculos de la pareja para soltarlos y aliviar la tensión. Esto le ayudará a relajarse, física y mentalmente, y ser así más receptivo al placer creciente del resto del masaje.

• **Masaje boca abajo**: en esta posición se debe masajear todo el cuerpo, primero boca abajo, comenzando en el cuello y hombros, luego continuar por los brazos hasta las yemas de los dedos; a continuación descender por la espalda, sobre las nalgas y por cada pierna hasta los tobillos. Los pies pueden quedar para el próximo paso, cuando la pareja esté boca arriba.

• **Masaje boca arriba**: quien masajea, inicialmente, puede sentarse en la cama con la espalda sobre el respaldo y la pareja, a su vez, sentarse de espaldas entre sus piernas. De esta manera, se comienza el masaje por el cuello y los hombros, trabajando primero los brazos y después el pecho y el abdomen. Al llegar a los genitales conviene detenerse, para no provocar que se interrumpa el masaje y se pase directamente al coito. Detenerse o apenas rozar los genitales puede resultar un comportamiento muy provocativo.

• **Muslos y pies**: la cara interna de los muslos es una zona muy erógena, por eso se le debe brindar un especial tratamiento, amasando dicha zona con ambas

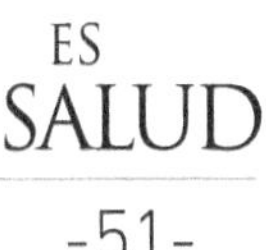

manos. Al llegar a los pies, además de manipular con el dedo pulgar las zonas más sensibles de la planta, se lo puede sujetar por el tobillo con una mano, mientras se hace rotar el pie lentamente con la otra. El efecto se nota por toda la pierna hasta la pelvis y los músculos de la ingle, y la sensación producida es muy agradable.

Durante el masaje, acariciar a la pareja con las uñas puede resultar sumamente placentero. Antes de comenzar, asegurarse de que las mismas no estén rotas para no causar dolor. Moverlas de muchas formas aumenta el efecto sensual.

Poco a poco

El masaje erótico puede iniciarse como una sesión de masaje relajante.

Para ello bastará con recostar a la pareja boca abajo, recién bañada y sin ropas.

Cubrirle las nalgas con una toalla y dedicarse sólo a masajear la espalda y las extremidades, simulando un masaje descontracturante, pero dejando abierta la puerta a la caricia y al roce erótico.

Una vez que el clima sea adecuado, que la pareja se reconozca, se sienta cómoda y en clima, allí podemos iniciar alguna de las técnicas que sean del placer de los compañeros.

Paso a paso, una rutina completa

No hay recetas mágicas a la hora de hacer masajes. Sólo sugerencias y consejos que cada pareja debe tomar para encontrar su propio camino. Una secuencia arbitraria podría indicar el siguiente itinerario para recorrer a nuestra pareja y practicar un masaje *hot* eficaz:

• Empezar por la espalda y los hombros.

• Seguir por la parte posterior de los muslos.

• Dar vuelta al otro y realizar suaves caricias sobre el pecho.

• Hacerlo con suavidad y usando sólo la palma de la manos.

• Concentrarse en el cuello, los hombros y el rostro buscando que el otro cierre los ojos y se concentre en recibir placer.

• Lentamente abandonar el tronco y recorrer las piernas hasta llegar a los pies.

• Esto debe hacerse sin tocar las zonas erógenas o genitales y con mucha suavidad.

• Regresar arriba y usando los dedos masajear la cabeza, la nuca y la parte posterior de las orejas.

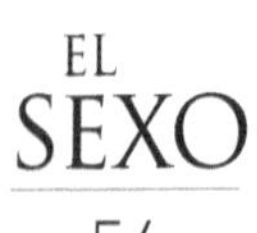

• Volver a recorrer todos los lugares masajeados, pero esta vez efectuando no caricias sino movimientos circulares y suaves presiones con la yema de los dedos.

• Una vez logrado el clima de relax comenzar estimulando los pechos, los muslos y las zonas más próximas a los genitales.

• En este punto el compañero o compañera están en condiciones de recibir un masaje *hot* más específico. Aquí ya podemos pasar a algunas de las técnicas que hemos visto, a nuestra experiencia o a dejarnos llevar por el momento en búsqueda de la sorpresa y el goce sexual.

El masaje tántrico

El masaje tántrico incluye dos sensaciones. La primera es la propia; la segunda es la que el otro siente al ser tocado. El ejercicio de masajes tántricos enseña a conectar con esa sensación ajena como si fuera propia. Veamos los pasos:

• **Caricias y masajes básicos.** Sin hablar, acariciarse primero con movimientos circulares y después de arriba abajo. Evitar los pechos y los genitales. Acariciarse suavemente durante 15 minutos. Por la noche, repetir las caricias y los masajes durante 30 minutos, e imaginar que reciben el toque que dan a su pareja.

• **Después de completar el primer paso.** Tumbarse juntos muy cerca pero castamente, en la postura de las cucharas (si resultara muy tentadora, tumbarse simplemente cara a cara con las frentes juntas pero sin que los cuerpos se junten).

• **Acariciar los pechos.** El día después de haber realizado las caricias básicas, el hombre masajea los pechos y los genitales de su compañera. Empleando el mismo tipo de acción suave, describe movimientos circulares sobre los pechos, primero moviendo ambas manos hacia dentro y después hacia fuera.

• **Masaje genital.** Se desliza la mano o dedos desde abajo por los genitales del otro, empleando caricias muy suaves y trabajando toda la longitud del pene o vulva, sin olvidar incluir los testículos, el perineo, la vagina, los labios vaginales y el clítoris en la serie de masajes.

• **Contención tántrica.** Después de una hora de caricias genitales, descansar cinco minutos. A continuación, tumbarse sin moverse con ella encima y el pene dentro de la vagina hasta que la erección desaparezca.

Para enloquecer al otro

El integrante de la pareja que brinda el masaje debe ubicarse de rodillas a los pies de su compañero, mientras éste se coloca tumbado boca abajo con las piernas estiradas y apenas separadas.

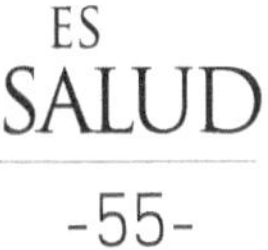

Se masajean sus nalgas con delicadeza de arriba hacia abajo por la hendidura que las separa. Continuar hasta el ano y el perineo.

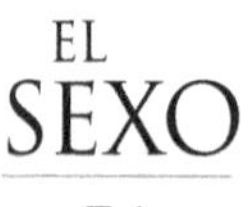

Hacer dar vuelta a la pareja y con la mano izquierda rozar con los dedos sus piernas.

Con la otra mano acariciar y masajear el tórax. Luego hacerlo con las dos manos, especialmente en el área cercana a los pezones, pero sin llegar a ellos.

Después de unos minutos de este juego, recorrer apenas apoyando los dedos la zona que abarca desde los pezones hasta los genitales, pero sin tocarlos.

Masajear la parte interior de las piernas y el vientre.

Luego, sí, dedicarse a masajear con suaves movimientos los pezones y los genitales.

Masajes en el tórax

Colocar a la pareja acostada sobre la cama.

Quien da el masaje debe ubicarse arrodillado a un lado del compañero.

Realizar masajes y caricias circulares sobre el abdomen y el pecho.

Recorrer el centro del tórax desde el cuello hasta el comienzo de la zona genital.

Jugar y masajear con la yema de los dedos el contorno del pezón.

Tomar el mismo entre los dedos índice y pulgar y presionar suavemente hasta que sintamos el placer en el cuerpo del otro.

Una vez sujetado el pezón, realizar pequeños movimientos desde su base hacia fuera, como estirándolo.

En las piernas

Quien da el masaje debe ubicar al compañero tumbado boca arriba. Sujetar suavemente por los tobillos.

Recorrer con ambas manos toda la pierna masajeando la parte interior de las pantorrillas y los muslos.

Antes de llegar a la ingle, cambiar de dirección y masajear de arriba hacia abajo.

Luego tomar los muslos de costado, colocando los pulgares en la parte interior de los mismos y los demás dedos en la parte exterior y realizar masajes mediante suaves presiones con los dedos.

Repetir los movimientos en ambas piernas, sin llegar a los genitales, pero acercándose a ellos de vez en cuando.

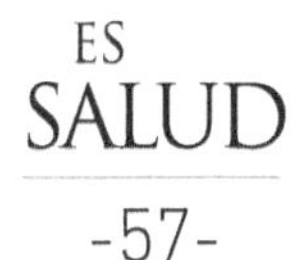

Antes de una relación sexual

El masaje erótico en el área genital puede ser el mejor comienzo de una relación sexual placentera.

Quien reciba el masaje debe acostarse y colocarse con las piernas ligeramente separadas.

Es conveniente, para el mayor placer, que antes del masaje en los genitales se realice alguna otra estimulación corporal, como besos o caricias.

Ubicar una mano sobre la zona genital, pero sin dejar de masajear con la otra, cualquier parte del cuerpo del compañero.

En este caso, el masaje genital puede acompañarse de caricias en los pezones, el abdomen, el cuello, los hombros o la parte interior de los muslos.

La mano que se encuentra sobre los genitales debe moverse en forma circular, muy suavemente, sin presionar ni detenerse.

La masturbación como masaje

Al comienzo de la relación, cuando la pareja se está conociendo una buena técnica para reconocer algunas zonas erógenas del compañero es acompañar sus manos mientras se masturba.

De esa forma, tanto sea el pene como el clítoris, podremos saber en qué lugares y de qué forma el amante goza más.

Masaje vaginal

Es una de las formas más seguras de excitar a la compañera.

La mejor manera es lubricarse la mano y con los dedos, con mucha suavidad, recorrer los labios vaginales desde el ano hacia arriba.

Masajear suavemente, acariciando con los dedos los labios externos e internos.

Al sentir que la compañera se excita, retirar la mano y volver a repetir ese movimiento, como haciéndola desear algo que quiere.

Los dedos indicados para estos movimientos son el índice y el pulgar.

Jugando con la mano

Con los dedos lubricados o humedecidos, colocar el índice dentro de la vagina.

Realizar suaves movimientos de afuera hacia adentro.

Luego agregar el dedo mayor y continuar con esos movimientos.

La idea es "jugar" con esos dos dedos dentro de la vagina, masajeando sus paredes interiores.

Posteriormente colocar el dedo pulgar sobre el clítoris y estimularlo con suaves masajes circulares.

Cuidando a la mujer

El clítoris es la parte más sensible de los genitales femeninos. Por ello debe ser tratado con cuidado para que la piel de la mano –más fuerte y resistente– no lo lastime. Para lograr el mayor placer es preferible comenzar estimulando los labios vaginales y luego el clítoris.

Hacerlo suavemente, masajeando en círculos, separando su piel y practicando pequeñas presiones sobre la zona.

Masaje doble

Comenzar a masajear y a estimular la vagina y el clítoris con los dedos índice o mayor.

Posteriormente, ubicar el pulgar sobre el ano y realizar con el mismo movimientos circulares a su alrededor.

En este masaje el ano no debe penetrarse, sólo alcanzará con realizar suaves presiones sobre el mismo.

En el justo lugar

La búsqueda de las zonas erógenas es fundamental para lograr el mayor placer. Sin embargo, una vez descubiertas las mismas, es posible que logremos una sensación de éxtasis mayor, si, conociendo las zonas de mayor goce, masajeamos sus cercanías sin llegar a tocar las mismas.

La proximidad de nuestros dedos o manos a la zona erógena de la compañera o compañero provocará en el otro un deseo aún mayor de ser acariciado y masajeado.

Este masaje puede ser acompañado de besos, lamidas y pequeños mordiscos.

Triple placer

Ubicar a la compañera echada sobre la cama, boca arriba.

Arrodillarse a su lado e inclinarse sobre el abdomen para lamer y besar el vientre.

Colocar una mano en los pechos y otra en la vagina.

Mientras se besa con suavidad, casi con ternura el abdomen, las manos deben masajear al mismo tiempo los pechos y la vagina.

Al conocer a la pareja, podremos estimular tres zonas erógenas al mismo tiempo.

La culminación de esta técnica de masaje *hot* será un coito placentero.

En los muslos

En muchas mujeres los muslos son zonas de estímulo.

Los mismos pueden masajearse con suavidad.

El movimiento indicado es desde la proximidad de los genitales hasta las rodillas y desde el interior de los mismos hacia el lado exterior.

El placer aumenta si se realizan al mismo tiempo, con una mano en cada muslo.

De a uno por vez

La vagina es una zona de extremo placer. Cada punto, cada milímetro puede representar una zona altamente estimulante para la mujer.

Una buena técnica de masaje, para practicar con suavidad y manos lubricadas, es tomar los labios vaginales de a uno, entre el índice y el pulgar y realizarse caricias y masajes apenas imperceptibles, deslizándose y presionando lentamente.

Esto se debe hacer de a uno por vez y continuando sólo si la compañera manifiesta un goce profundo.

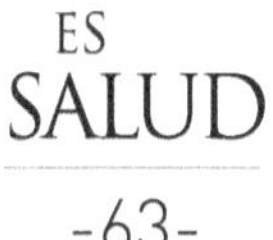

Simple y efectivo

Colocar uno o dos dedos dentro de la vagina.

Realizar un masaje suave y pausado, pero sin detenerse.

Moverse sólo de adentro hacia fuera, deteniéndose cada tanto y dejando el dedo allí adentro, sin moverlo.

Al detenerse, besar los pezones.

Placer circular

Realizar un masaje vaginal con uno o dos dedos dentro de la misma.

Efectuar un movimiento circular que permita recorrer las paredes internas de la vagina.

Masaje compartido

Usando tres dedos de la mano, colocar el mayor dentro de la vagina, efectuando movimientos lentos.

Los otros dos dedos –el anular y el índice– deben recorrer los labios vaginales, pero sin penetrarla.

El goce puede aumentar y disfrutarse más si la mujer se estimula el clítoris.

Tocar para entrar

Si bien esta técnica hace más efecto en las mujeres, los hombres también sienten extremo placer.

La técnica requiere tomar el pezón entre los dedos índice y pulgar.

El pezón debe ser tratado con fuerza, pero sin dolor. Se lo debe sujetar, estirar, presionar, soltar y volver a tomar.

Los demás dedos pueden recorrer el área próxima al pezón.

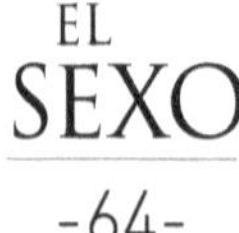

En el punto exacto

Esta técnica se lleva a cabo colocando el pulgar dentro del punto G interno de la vagina.

El movimiento del mismo debe ser circular y continuo, efectuando algunas presiones periódicas.

El resto de la mano debe posicionarse sobre el monte de Venus, recorriendo el mismo y el clítoris alternadamente, pero sin dejar de estimular la vagina por dentro con el dedo pulgar.

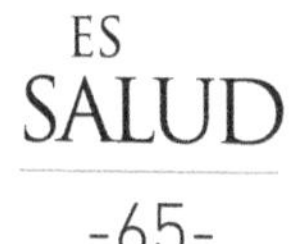

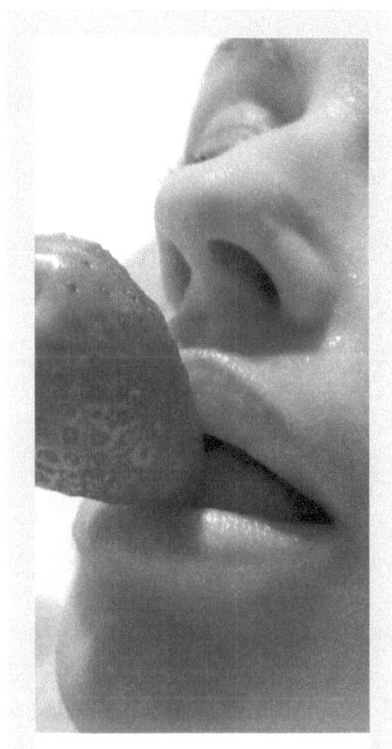

LA COMIDA Y EL SEXO

LA COMIDA Y EL SEXO

Cuando se habla de salud, la comida (sus ingredientes y elaboraciones) siempre está presente. Y si a lo largo de estas páginas hemos hablado de sexo y salud, por consiguiente, debemos prestar atención a la manera en la cual nos alimentamos.

En primer lugar, si planeamos una noche de placer junto al ser amado, seguramente no podremos ingerir un banquete abundante y muy calórico. La relación entre ingredientes y sexo se refiere a determinados productos que estimulan sentidos, que despiertan sensaciones.

Preparando una velada inolvidable

Si la idea es pasar una velada agradable y sensual con nuestra pareja, comenzando en la cocina y finalizando en el dormitorio, son muchos los detalles que tenemos que tener en cuenta.

Es el placer quien rige tanto a la cocina como al erotismo. Es por eso que no resulta llamativo que una invitación a la comida, como paso previo de la seducción, sea una constante en la relación amorosa de toda pareja.

Se necesita la misma dedicación y el mismo trabajo, tanto para tener buen sexo como para disponer de una buena comida. Tanto en la cocina como en los juegos eróticos, se utilizan los cinco sentidos; olemos, saboreamos, oímos, acariciamos, observamos...

¿Qué diferencia hay entre degustar un exquisito plato de comida a saborear de a poquito a nuestro amante?

Bueno, si ya estamos dispuestos a preparar una cena o almuerzo (según las preferencias de cada uno), he aquí algunas sugerencias.

En un principio, podemos afirmar que no hay mejor afrodisíaco que el deseo natural de ambos miembros de la pareja. ¡¡¡Si se gustan, mucho mejor!!! Cuando dos personas se gustan apasionadamente, aunque se compartan unas simples lentejas, la química que surgirá de ese encuentro será mucho más afrodisíaca que cualquier alimento que consuman.

La mejor cocina afrodisíaca es la que se realiza con enorme ilusión de ofrecérsela a la pareja, esperando grandes poderes afrodisíacos de la misma.

Por otro lado, también es importante cuidar todos los detalles que tengan que ver con el ambiente, la mesa, la iluminación, la música (o el silencio), las copas, el vino... Para que florezca el erotismo en todo su esplendor, es indispensable generar un ambiente en el que no quepan estímulos negativos y todo favorezca para regocijar los espíritus. Esto se debe a que existen numerosos complementos de la escena, que actúan como afrodisíacos (por ejemplo, los visuales). Los mismos pueden generarse, además, a partir del roce delicado de una frutilla sobre los labios, del hecho de tomar la copa de vino y acercarla a la boca, y muchas otras conductas que no nos detendremos a detallar, ya que suponemos que cada uno cuenta con su imaginación y libre fantasía.

Cuando hablamos de ambientación, hacemos referencia a una luz suave, una temperatura agradable, ropa suelta y ligera, un aroma general sugestivo (pero no tan fuerte que se imponga a los aromas de las personas ni de la comida), un fondo musical atrayente, que acompañe pero que no perturbe, limpieza, superficies gratas al tacto y aroma corporal atractivo.

Podemos pensar en un lugar iluminado con grandes velas, donde se perciba un agradable perfume a jazmines. Podemos colocar en algún lugar (no sobre la mesa de comer), rosas con olor. Y si hablamos de música, lo ideal es elegir una música calma y atractiva, pudiéndose prescindir de la misma si el sonido ambiente es sugerente, por ejemplo el ruido del campo.

Para comenzar, nos ocuparemos de la presentación de la mesa. En la misma pueden ofrecerse, por ejemplo como entrada, fuentes con ostras o grandes almejas crudas, sobre hielo picado. Para beber, además de agua fría y cualquier otra bebida a elección (evitando las gaseosas), un buen vino blanco frío seco y afrutado sería ideal. El mismo debería servir para toda la comilona, ya que excederse de vino resulta antiafrodisíaco.

La entrada, ya sea las almejas o las ostras (cuya preparación consiste simplemente en abrirlas y dejarlas sobre una de las conchas), puede acompañarse con una salsa sencilla elaborada con el jugo de ellas mismas, un poco de salsa de soja, unas gotas de limón y una pizca de pimienta negra molida. El jugo de los moluscos se consigue dejándolos reposar al menos una hora en agua salada, abriéndolos luego sobre un recipiente y colando el jugo que se desprenda en esta operación. La cantidad de salsa de soja debe ser la misma que la del líquido conseguido. Se sirve a discreción, distribuyéndola sobre el molusco.

Una correcta proporción de ostras y de almejas es poner seis piezas de cada una por persona.

Luego de servir como plato principal el elegido para la ocasión (más adelante les ofrecemos una extensa lista de recetas), se puede disfrutar de un postre de dátiles picantes bañados en chocolate, que se hacen quitándoles los carozos a los dátiles, y dejándolos durante todo un día en un recipiente con agua y una guindilla verde. Cuando ya están secos, se los pincha con un palillo, se los baña en chocolate fundido y se los deja en la heladera hasta el momento de consumirlos.

Esta es alguna variedad de comida que podemos ofrecerles, el resto es su voluntad. Es ideal dejar a mano fruta fresca y lavada, por si la noche se hace demasiado larga.

Y para finalizar, dos últimos consejos. En primer lugar, toda elaboración de una comida es más sensual si se realiza de a dos. Durante la preparación del plato en cuestión, se puede comenzar con un paulatino aligeramiento de ropas, mientras se mezclan apios y almendras. Y en segundo lugar, sugerimos ser moderados en la ingesta, ya que una digestión larga y pesada puede arruinar una gran noche de amor.

Ingredientes afrodisíacos

Existen determinados alimentos o sustancias a los que, debido a las diferentes razones, se los considera como estimulantes del goce erótico. A continuación, enumeraremos dichos ingredientes y cómo y por qué actúan como afrodisíacos.

HUEVOS

A través de los años se ha considerado muy elevado el valor simbólico de los huevos, atribuyéndoles poderes afrodisíacos y reconstituyentes. Se los vincula a la fertilidad y la vida. Dentro del lenguaje jeroglífico de los egipcios, el huevo simboliza lo potencial y el germen de la generación.

En el libro *El jardín perfumado*, de Jeque Nefzawi, se habla de un negro, llamado Mimún, quien al haberse alimentado sólo de yemas de huevo y pan, pudo disfrutar del amor carnal durante 60 días consecutivos.

En la cocina erótica, el huevo ha tenido siempre un lugar preponderante, desde los pequeñísimos huevos de pescado, extraídos de la hembra del esturión, uno de los animales más antiguos del planeta (conocidos como caviar), hasta los huevos de avestruz, pasando por los de gallina y los de codorniz. Estos últimos, oscuros, pequeños y con pintas oscuras, suelen venderse como afrodisíacos; mientras que el caviar es el afrodisíaco más caro del mundo.

Ahora bien, dejando de lado el valor simbólico de este alimento, podemos decir que el huevo es considerado como uno de los alimentos de más alto valor proteico. Es una fuente importante de proteínas, además de poseer gran cantidad de minerales y vitaminas.

Es por todo esto, sumado al verdaderamente importante valor simbólico, que el huevo es considerado un gran reconstituyente y energizante que ayuda al cuerpo a tener más energía, favoreciendo también al desempeño y funcionamiento sexual.

CARNES

La carne, en general, tiene un escaso poder afrodisíaco. Por otro lado, al ser difícil de digerir, torna la digestión más lenta, provocando dificultad para los actos amatorios. Sin embargo, hay determinadas carnes (de aves de caza, de animales de caza, carne vacuna y criadillas) que tienen cierta fama de alimentos considerados eróticos.

• **Aves de caza**

Dentro de estas aves encontramos las codornices, los faisanes, las perdices, etc. La carne de todas estas aves es considerada afrodisíaca, siendo oscura y brindando un sabor salvaje e intenso a quien la deguste.

• **Animales de caza**

Así como sucede con las aves de caza, la carne de caza también posee un sabor salvaje que le otorga a este alimento fama de actuar como afrodisíaco. Podemos mencionar la carne de conejo (que al ser famoso por su fertilidad, se cree que quien ingiera su carne, aumentará su poder sexual), la de liebre, de jabalí y de ciervo.

• Carne vacuna

Para los italianos, comer carne de vaca cruda estimula el apetito sexual. Suelen servirla en finas lonjas, casi transparentes, llamadas carpaccio.

• Criadillas

Los testículos de determinados animales siempre han tenido fama de afrodisíacos, desde la antigüedad hasta nuestros tiempos. En la antigua Grecia, los hombres ingerían testículos de asno y hasta los llevaban colgados al cuello, como amuleto de virilidad. En África se consumen (los hombres) testículos de león, ya que se cree que les transmiten poder sexual.

PESCADOS Y FRUTOS DE MAR

Todos los frutos de mar poseen ciertos minerales, como el zinc y el fósforo, que mejoran la actividad sexual. Otras razones, que relacionan las formas, les otorgan propiedades eróticas a determinados animales del mar. El pescado es asociado con el falo y los bivalvos con los genitales femeninos.

Dentro de los frutos y animales del mar encontramos:

• Caviar

El caviar es un renombrado afrodisíaco. Se trata de los huevos del esturión maduro. Este animal es un pez de aguas frías, que puede llegar a medir hasta 4 metros de largo.

Existen tres tipos diferentes de caviar, y dependen del tamaño de los huevos. Los más grandes son denominados Beluga, y resultan ser los más costosos; proceden de los centuriones de mayor tamaño. Los huevos medianos se llaman Osetra, y su sabor se asemeja al de las nueces. Y en tercer lugar, se encuentran los Sevruga, que son de tamaño pequeño.

El caviar es considerado el rey de los afrodisíacos ya que, además de poseer un alto valor proteico, quien ha tenido la experiencia de consumirlos, sabe del placer sensual que causa el sentir cómo estallan dentro de la boca y la atmósfera que saben crear.

• **Crustáceos (langostino, cangrejo, camarón, centolla, langosta)**

Los crustáceos son mariscos que tienen caparazón o costra y un par de antenas. Son muy ricos en minerales y vitaminas, y tienen alta fama de ser afrodisíacos e incentivar la erección en el hombre.

- **Langostino:** es similar al camarón, pero de mayor tamaño.
- **Cangrejo:** tiene un alto valor en proteínas y fósforo.
- **Camarón:** es un crustáceo de tamaño pequeño.
- **Centolla:** tiene un sabor particular y más fuerte que el resto de los crustáceos.
- **Langosta:** es un crustáceo de gran tamaño y se la considera la mayor de todos ellos.

• **Bivalvos (mejillones, ostiones, almejas, berberechos, ostras)**

Los bivalvos cuentan con dos valvas (que le dan el nombre) que le permiten abrirse y cerrarse. Son mariscos con un alto valor en calcio y fósforo, y se los relaciona por analogía con los genitales femeninos.

- **Ostión:** posee una carne blanca, que suele venderse limpia, retirada de la concha. A este bivalvo también se lo denomina venera.
- **Mejillón y Almeja:** la forma de ambos bivalvos recuerda a los genitales femeninos. Pueden comerse crudos, al igual que las ostras.
- **Ostras:** se las considera las reinas de la cocina afrodisíaca. Las ostras son muy ricas en zinc, mineral que les otorga altas propiedades para la fertilización de los óvulos en la mujer y el volumen de semen en el hombre. Para consumirlas, es ideal hacerlo crudas, luego de haberlas rociado con jugo de limón. Acompañadas con champán, resultan un buen menú erótico, para disfrutar con la mejor compañía.

• **Cefalópodos (calamar, pulpo)**

Estos son moluscos que se caracterizan por tener tentáculos y cabeza grande. Poseen muchas vitaminas y minerales, por lo que se cree que mejoran la actividad sexual.

• **Erizos**

En Asia y Sudamérica suele considerarse a los erizos con mayor valor afrodisíaco que a las ostras. Tienen un elevado olor a mar, y lo que se ingiere de los erizos son unas lenguas de color naranja, que se encuentran en su interior, y resultan ser sus órganos genitales.

• Hipocampo

En Asia, se utilizan las cenizas del hipocampo como estimulante para la impotencia.

• Pescados

Reiteramos que a estos animales se los considera afrodisíacos por dos razones. La primera es que al poseer riqueza en minerales, mejoran la función sexual. La segunda razón es que el poder erótico de los pescados funciona por analogía (la forma del pescado es similar al falo), como explicamos en un principio. Se puede mencionar, entre otros, al salmón, como un pescado de efectos potentes y casi inmediatos, y a las aletas de tiburón.

PAN

Al ser el pan elaborado con trigo, y el trigo es un símbolo indiscutido de la fertilidad y es considerado afrodisíaco, resulta un acompañamiento de alto valor estimulante dentro de la cocina afrodisíaca.

Puede presentarse de muchas maneras, sobre la mesa de los amantes, ya sea un pan con forma de rosca, la famosa baguete (pan francés), o el clásico pan bollado.

FRUTOS

Dentro de los frutos, hay una extensa lista de los que poseen propiedades afrodisíacas. Para que puedan incluirlos en su menú erótico, compartimos una síntesis a modo de guía:

- **Banana:** a este fruto se lo asocia con la energía erótica en el Tantra, y es un símbolo fálico, por evidentes razones. Se lo recomienda comer en su punto de maduración justo, ya que, al estar verde resulta indigesto, y al estar maduro por demás, suele ser algo tóxico para nuestro organismo.

- **Cereza:** debido a que el carozo de este fruto posee ciertas vitaminas del complejo B, que inhiben la degeneración del organismo, se lo ha utilizado como remedio para tratar la impotencia.

- **Manzana:** está fuertemente unida a la tentación, es el símbolo indiscutido de la sensualidad y el erotismo. Solía utilizarse, durante la Edad Media, en la preparación de filtros de amor. Por otro lado, los licores realizados a base de manzana, como el calvados y la sidra, son considerados estimulantes y afrodisíacos.

- **Frutilla y frambuesa:** debido al alto grado de vitamina C y de fósforo que poseen ambas frutas, resultan muy energizantes para quien realiza "grandes esfuerzos". Además resultan muy sensuales para ser comidas en pareja, acompañadas por un espumante champán.

- **Ciruela:** esta fruta es muy apreciada desde tiempos remotos. En el arte chino, la ciruela simboliza los genitales femeninos, al igual que el durazno; mientras que en la época victoriana, en Inglaterra, se la tenía como un afrodisíaco de elevado valor.

- **Durazno:** esta fruta es originaria de China, y se la considera una fruta muy sensual debido a su perfume, su textura y su color encarnado, que simboliza las partes pudorosas de toda mujer.

- **Dátil:** esta fruta es considerada esencial en toda dieta de África y Medio Oriente, ya que al poseer muchas vitaminas y calorías, otorga energía a quien la consume, aumentando la potencia viril. Utilizando el jugo fermentado de la corona del árbol de dátiles, se elabora una bebida de alto valor afrodisíaco: el vino de palma.

- **Mango:** debido a su forma semejante a los testículos, es considerada en Asia un alimento masculino. Posee muchas vitaminas y un hermoso y potente perfume. Existe, en algunos sitios de América del Sur, el denominado Ritual del Mango, que se realiza por los amantes, previo al primer encuentro nupcial. Los mismos, desnudos y sin dejar de mirarse, deben saborear esta deliciosa fruta, bañada con leche condensada y canela.

- **Palta:** los aztecas consideraban a la palta como un fruto con "propiedades mágicas". La llamaban "ahuacatl", que significa testículo; de ahí el nombre aguacate, como también se la denomina. En México, se la considera de alto valor afrodisíaco, tanto a su piel como a su carozo.

- **Uva:** es una fruta maravillosa y fue la primera que se plantó después del diluvio universal. Por otro lado, la uva siempre estuvo asociada al placer, a la fertilidad, a Dionisio y Baco, y a cuanto dios esté relacionado a las alegres fiestas orgiásticas.

- **Granada:** en Oriente se utilizan sus granos en las celebraciones nupciales, así como en Occidente se utiliza arroz. Esto se debe a que en ciertos textos eróticos de Oriente, a la granada se le atribuyen virtudes afrodisíacas y se las vincula con ceremonias de fertilidad.

- **Pera:** resulta un buen afrodisíaco debido a su similitud con el cuerpo femenino. Combinada con berros frescos y nueces, resulta un buen comienzo para una cena compartida.

- **Coco:** los indios creen que el coco actúa como estimulante de la cantidad y la calidad del semen. En sánscrito se lo llama Kalpa Vriksha, que significa "árbol que da cuanto es necesario para la vida". Con el jugo extraído del coco se puede preparar una bebida que trata la impotencia sexual, y de sus semillas, se extrae un aceite que se considera afrodisíaco.

- **Almendra:** la almendra suele estar asociada con la fertilidad y la pasión. Es el ingrediente más sensual de la cocina árabe. En Italia, solía ser utilizada como estimulante amoroso, y hoy en día se dice, que al ser comida con regularidad, aumenta la potencia sexual. Al poseer (como todas las frutas secas) vitaminas, proteínas y minerales, otorga energía a quien la consume, incrementando el vigor.

- **Castaño:** al igual que la almendra, esta fruta tiene gran valor nutritivo, beneficiando el sistema nervioso e incrementando el vigor sexual.

- **Avellana:** de características similares a la almendra y a la castaña.

- **Nuez:** este fruto seco tiene la fama de estimular la potencia sexual masculina, siendo considerado desde tiempos antiguos un potente afrodisíaco.

- **Higo**: en los ritos de la antigua Grecia, los higos estaban asociados a la fertilidad y al amor físico. Actualmente, en Europa, este fruto es considerado afrodisíaco, debido a su forma y color.

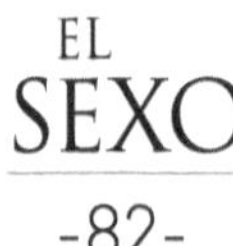

BEBIDAS (licores y vinos)

Las bebidas tomadas como afrodisíacas contienen, en mayor o menor medida, alguna cantidad de alcohol. El mismo, al actuar como desinhibidor, es considerado como un estimulante sexual, relajando y alegrando a todo quien lo consuma.

Por otro lado, ingiriéndolo en cantidades moderadas, ayuda a dilatar los vasos sanguíneos, por lo que se irriga más sangre a los genitales, prolongando la erección. Cuando se abusa de las bebidas alcohólicas, se corre el riesgo de disminuir el deseo sexual (tanto en hombres como en mujeres).

- Vinos

Todos los vinos, desde la antigua Grecia, son considerados como bebidas sensuales. Se los vincula al placer, al desenfreno y al erotismo.

Dionisio (dios griego del vino) y Baco (dios romano del vino) eran reverenciados como dioses del vino, de la fertilidad de la naturaleza y de todo lo relativo a la humedad y a los placeres. Como forma de agasajarlos, la gente del pueblo salía a la calle a festejar, embriagándose y participando de desenfrenadas fiestas orgiásticas.

La variedad de vinos es innumerable, y depende de muchos factores, por ejemplo de la región donde se los elabore, de las uvas con las que se realizan, del proceso de fermentación, de la madera del barril, entre otros.

Se los puede clasificar en tres grandes grupos: blancos, rosados y tintos.

El marsala, el oporto y el jerez, al ser vinos dulces y fuertes, son considerados buenos para desinhibir y estimular el apetito sexual.

• Licores

Los licores también poseen alcohol, y tienen la cualidad de provocar una ilusión de felicidad, levantando el ánimo.

El consumo de estas bebidas data de tiempos remotos, conociéndose la primera bebida alcohólica en Europa anterior al siglo XVIII. Se la conocía como hidromiel.

A continuación, compartimos con el lector una lista de los licores renombrados por sus poderes afrodisíacos:

• Anís

Es un licor muy popular en Francia y España. Su sabor es similar al ajenjo, aunque es menos tóxico. Posee propiedades estimulantes y tónicas, al igual que la semilla que le da origen. Este licor es la base de varios licores afrodisíacos, como el Ricard, el Pastis y el Arak (licor de Grecia y Turquía).

• Parfait amour

Este licor se perfuma con lavanda, y se utilizaba en los prostíbulos elegantes de Francia, ya que se creía que estimulaba la libido, en forma inmediata.

- **Calvados**

El calvados es un licor obtenido del vino de manzanas o la sidra. Su origen proviene de la región de Normandía, y sus propiedades afrodisíacas derivan de su componente básico: la manzana.

- **Coñac y brandy**

Estos licores son aguardientes de uva. Quien divulgó su uso como afrodisíaco fue Enrique IV de Francia. Puede realizarse un buen tónico, batiendo el brandy o el coñac con yemas de huevo y azúcar.

- **Amaretto**

Este licor se realiza con almendras, y tiene un sabor dulce y fuerte. Suele utilizarse para preparar postres y le debe sus poderes afrodisíacos al fruto que lo compone.

- **Champán**

Es un vino blanco que, por medio de un proceso especial, se convierte en espumante. El hecho de tener burbujas hace que el alcohol llegue con mayor rapidez al torrente sanguíneo, embriagando más que el vino. El champán es la bebida alcohólica con mayor fama de afrodisíaca, relacionándoselo siempre con las fiestas amorosas. Se lo suele beber en compañía y en circunstancias de galanteo.

- **Benedictine**

Este licor ha sido inventado por los monjes benedictinos (de una abadía de Francia), logrando una bebida con gran fama de afrodisíaco.

- Ajenjo o absinta

Es un licor de color verde, extraído de la planta Artemisia Absinthium. Es utilizado desde la época del los griegos, agregándole diferentes hierbas y atribuyéndole altos poderes afrodisíacos. Es una bebida altamente tóxica, por lo que en el año 1915, en Francia, fue prohibido su consumo. Si bien, ingerida en moderadas cantidades, puede producir estímulos sexuales, tomada con abuso puede resultar fatal.

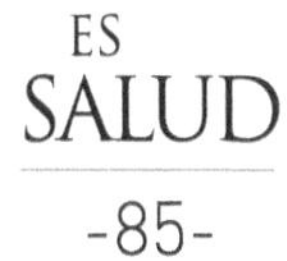

HIERBAS

Desde la antigüedad todas las especias y hierbas aromáticas han sido utilizadas, además de para condimentar y sazonar diferentes comidas, como base de filtros de amor y pócimas mágicas. Cualquier alimento novedoso proveniente de lugares lejanos, era considerado afrodisíaco.

En Egipto, se utilizaban estas hierbas para embalsamar a los muertos, elaborar medicamentos, cosméticos y en rituales religiosos, mientras que en la China se les daba (aún hoy) utilidad tanto medicinal como culinaria.

A excepción de la pimienta de Jamaica y la vainilla, el resto de las especias son originarias de Oriente.

Todas las hierbas y especias que mencionaremos a continuación tienen un sutil poder afrodisíaco y son capaces de convertir cualquier plato en un exquisito y erótico manjar.

- **Cardamomo:** las semillas de cardamomo tienen un aroma similar a las de pimienta, aunque con mayor perfume. Dichas semillas pueden ser masticadas, como un eficaz tratamiento contra el mal aliento. En caso de emplearlo como condimento, al igual que la pimienta, se recomienda moler las semillas en un mortero, en el momento mismo de usarlas. El poder que pose como afrodisíaco, que es muy elevado, se debe (nuevamente, en similitud a la pimienta) a que ejerce una acción irritativa, capaz de estimular el aparato genital. Dentro de algunos rituales del Tantra, el cardamomo se emplea como símbolo de los genitales femeninos.

• **Azafrán:** es una especia muy cara, de color anaranjado, capaz de convertir cualquier comida en la que se emplee, de un hermoso color amarillo. En Oriente, tiene alta fama de estimulante.

• **Canela:** resulta de la corteza del árbol de nombre canelo, y tiene un perfumado aroma y sabor. Suele utilizarse sobre todo para aromatizar postres, aunque también se puede incluir en carnes, en ensaladas, sopas, guisos e incluso en bebidas. Es un popular afrodisíaco, que se empleaba en la antigüedad como condimento y en forma de aceite para masajes. Suele ser efectivo sobre todo en las mujeres, como estimulante sexual.

• **Albahaca:** oriunda del continente asiático, más precisamente de la India, esta planta posee un intenso aroma y sabor. Al estropearse sus hojas con facilidad, lo ideal es tratarla con cuidado y utilizarla fresca. En algunos cultos antiguos, la albahaca era asociada a la fecundidad y la pasión.

• **Curry:** este condimento resulta de una mezcla de varias especias, tales como cardamomo, coriandro, jengibre, pimienta, cayena, canela, cúrcuma, mostaza, etc. Existen varios tipos de curry, según las especias que lo compongan, siendo algunos más fuertes y otros más suaves. De esta exquisita mezcla, se obtiene un valor afrodisíaco, que resulta de la sumatoria del valor independiente de cada especia.

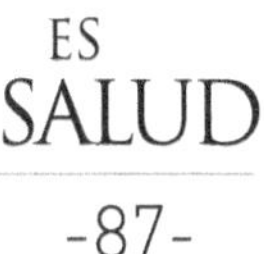

• **Alcaparra:** son frutos pequeños, de sabor extremadamente intenso.

• **Jengibre:** es una hierba con rizomas (tallos subterráneos), muy aromáticos, de sabor picante y color blanco en su interior. Se utiliza la raíz troceada o en polvo. Dentro de las muchas propiedades con las que cuenta, podemos mencionar la de tener gran poder purificador, limpiando la sangre del organismo. Por otro lado, se emplea como condimento picante en la elaboración de algunos platos culinarios. Tiene gran fama de afrodisíaco, sobre todo en Oriente.

• **Anís:** a esta planta se le atribuyen altos poderes afrodisíacos. Posee flores blancas y semillas pequeñas, que se usan en la elaboración de panes, tortas y licores. En muchos lugares de Medio Oriente, se utilizan las semillas de anís, para estimular a los recién casados y tratar la impotencia.

• **Clavo de olor:** en Oriente es considerado un fuerte estimulante sexual. En la India se lo emplea para combatir el mal aliento. Tiene un fuerte aroma y resulta picante, por lo que se usa en pequeñas cantidades.

• **Cúrcuma:** tiene un sabor particularmente fuerte, por lo que se utiliza en pequeñas dosis, para no tapar los sabores restantes de la comida.

• **Pimienta:** la pimienta tiene una acción irritativa que puede estimular el aparato genital, y de ahí que se le atribuya un cierto efecto afrodisíaco. Es usual agregar pimienta al jugo de tomate, y hay gente que suele condimentar con ella, también, otro tipo de bebidas. La pimienta es un fruto con un aroma y sabor muy picante, cuyas semillas son las que se utilizan como condimento. Lo ideal es molerlas en el momento, para que conserven su aroma y sabor. Dentro de las variedades de pimientas, podemos mencionar:

- **Pimienta negra:** es la más utilizada en la cocina de cualquier casa y es la de mayor aroma y sabor picante.
- **Pimienta blanca:** se la cosecha muy madura y se la descascara con agua salada. Es menos picante que la negra.
- **Pimienta verde:** se la cosecha antes de su maduración completa.

• **Cayena:** aunque se la conoce como Pimienta de Cayena, no es realmente pimienta, sino que es la resultante de la molienda de los pimientos rojos secos.

• **Salvia:** es una hierba amiga de la mujer, ya que posee fitoestrógenos. Tiene un sabor muy particular y agudo, y se puede beber en infusión o utilizar sus hojas en las comidas. En los tiempos de la antigua Grecia, las mujeres esperaban a sus soldados con una infusión de salvia, para propiciar la fecundidad y perpetuar la raza griega.

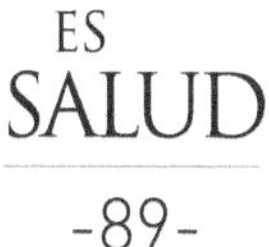

• **Laurel:** las hojas de esta planta poseen un aroma dulzón y fresco, y utilizándolas en infusión, promueven el optimismo. Como la alegría acrecienta el buen amor, no está de más tomarse un té de laurel. En la antigua Roma, a los héroes los homenajeaban con una corona de laurel, como símbolo de virilidad. Además de ser un exquisito condimento, se lo considera un buen estimulante sexual.

• **Tomillo:** es un excelente tonificante y estimulante, que alivia el cansancio. Es reconstituyente de los órganos débiles, incluidos los sexuales. El tomillo posee un aroma fuerte y un sabor picante y se lo puede beber en infusión o ingerir como condimento de carnes rojas u otras comidas.

• **Lavanda:** es una planta admirable por su color y perfume. Era utilizada antiguamente en la cocina como afrodisíaco. Como tiene efectos relajantes, se puede poner en una bolsita debajo de la almohada del lecho amoroso o bien, quemar gotas de su aceite esencial, en un hornillo. También el mismo aceite puede ser aplicado mediante un placentero masaje.

• **Nuez moscada:** se utiliza para postres y distintas salsas. Tiene un sabor muy particular, y su fama de afrodisíaco se debe a que estimula el sistema nervioso y posee una acción congestiva sobre los órganos sexuales.

• **Mostaza:** se la puede conseguir en semillas, en polvo o preparada. En la antigüedad, se utilizaba la mostaza como ungüento sobre el aparato genital masculino, para combatir la impotencia.

• **Menta:** es una de las primeras plantas medicinales que empezó a utilizarse como afrodisíaco debido a su eficacia como estimulante suave del sistema nervioso, sobre todo en las mujeres. El punto a favor que tiene la menta es que puede conseguirse durante casi todo el año, y es una planta fácil de ser cultivada en cualquier jardín, ya que crece sin dificultad. Además de numerosas cualidades (como por ejemplo la de energizante), la menta (casi en todas sus variedades) se utiliza en bebidas y dulces.

• **Vainilla:** es un condimento extremadamente dulce que suele utilizarse en postres, bebidas, tortas, dulces, cremas, etc. Puede conseguirse en vaina (chaucha) o en esencia o extracto. Aunque no se sepa con exactitud, se cree que sus propiedades afrodisíacas tienen que ver con su capacidad irritante, influyendo en los genitales.

• **Ginseng:** con respecto a esta hierba, podemos decir que en los últimos tiempos se ha puesto de moda, debido a que se lo considera un excelente tónico generalizado. Sin embargo, el mismo cuenta con una tradición milenaria en Oriente, donde los chinos lo tenían como una hierba divina. En la actualidad tiene fama de ser un eficaz afrodisíaco, favoreciendo el desempeño sexual. Muchas personas lo ingieren en forma de infusión tibia, un rato antes de tener relaciones sexuales. De todas formas, se dice que sus efectos no son inmediatos.

VEGETALES

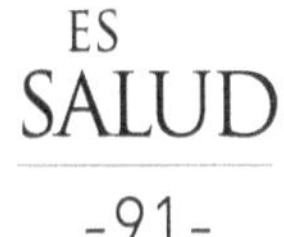

Los vegetales, en general, simbolizan fecundidad y fertilidad. Esto deviene de la idea de abundancia que emana de ellos. La frescura de todo vegetal se relaciona con el sabor, los nutrientes y el valor afrodisíaco que poseen.

Al adquirir los vegetales para elaborar platos afrodisíacos, lo ideal es que sean frescos (nunca enlatados) y estén en su punto justo de maduración.

• **Ajo:** a pesar de su mala prensa (por su olor), es un potente afrodisíaco, conocido desde el año 3000 a.C., en la antigua Babilonia. Hay quienes aseguran que frotarse un diente de ajo a lo largo de la columna vertebral, es un excelente remedio contra la impotencia sexual. El ajo posee un importante poder nutritivo, ya que contiene vitaminas B y C. Ejerce un poder calentador sobre el cuerpo, siendo ésta la razón por la cual muchos lo consideran como un afrodisíaco. Por otro lado, cabe resaltar que ingerir habitualmente ajo es muy bueno para la vitalidad y la salud, lo cual contribuye con el rendimiento sexual. Está comprobado que si se consume diariamente, como parte de la dieta habitual o en cápsulas, aumenta la energía vital.

• **Espárragos:** es un excelente alimento para el organismo debido al potasio, fósforo y calcio que aportan, siendo un alimento de alto valor energético y por lo tanto, otorgando a quien los consuma una vida sexual mejor.

• **Apio:** sus virtudes afrodisíacas son conocidas desde la antigüedad y se deben a que en su composición se encuentran hormonas masculinas (feromonas). El jugo de este vegetal es utilizado para tratar la debilidad nerviosa y sexual. Lo mejor del apio es que es muy saludable y se puede comer de muchas modalidades.

• **Cebolla:** este vegetal es considerado un afrodisíaco debido a sus propiedades de estimulación de la libido. Tanto los romanos, como los griegos, los árabes, los egipcios y los caldeos ya la consideraban afrodisíaca.

• **Berro:** es una planta oriunda de Persia y Egipto. Hipócrates consideraba al berro como uno de los mejores estimulantes y expectorantes, mientras que Discórides lo consideraba de alto valor afrodisíaco. Los romanos llamaban a esta hierba (de hojitas pequeñas y sabor algo picante) "la hierba desvergonzada".

• **Alcaucil o alcachofa:** desde los tiempos de la Edad Media y el Renacimiento, el alcaucil tuvo gran fama de afrodisíaco. Es muy sabroso, cuando se untan las hojas, una a una, en una salsa de sal, pimienta, aceite y vinagre. Aunque no es usual consumirlo, el tronco hervido es tan sabroso como el resto del alcaucil, poseyendo las mismas propiedades.

• **Hinojo:** el hinojo es rico en vitaminas A, B y C, y en fósforo. Al ser galactógeno, aumenta la leche de las madres que están amamantando, y por otro lado combate la impotencia.

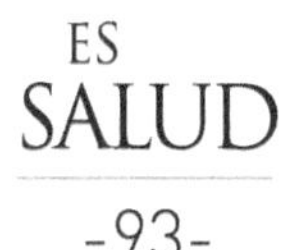

• **Calabaza:** se trata de una verdura alargada, con múltiples semillas y de color naranja. Desde los escritos de Hipócrates, se enumeraban las distintas virtudes de este vegetal, dentro de las que se encuentran las propiedades afrodisíacas y estimulantes de las semillas. Es conveniente consumirlas crudas, para no alterar sus principios activos.

• **Berenjena:** la berenjena es considerada altamente erótica, y sobre todo si se la prepara combinada con otros ingredientes que posean las mismas propiedades. En Medio Oriente los sultanes solían consumirla a diario, debido a su fama de afrodisíaco.

• **Morrón:** esta verdura es altamente estimulante, sobre todo el de color rojo y sabor picante. Esto se debe a que contiene un alcaloide llamado capsiacina.

• **Espinaca:** es una verdura muy rica en hierro y en ácido fólico. La espinaca tiene la propiedad de fortalecer el organismo y, por ende, se la considera un remedio contra la falta de vigor sexual. Al ser consumida cruda, se aprovechan al máximo sus cualidades.

• **Puerro:** también es llamado porro o ajo porro. Pertenece a la misma familia que la cebolla y es muy rico en sales minerales.

• **Trufa:** este es un hongo al que se lo denomina "testículo de la tierra" y los romanos lo valoraban en demasía por sus virtudes afrodisíacas. Tienen un sabor y un olor intenso, por lo que es conveniente utilizarlas en poca cantidad.

CHOCOLATE

Este maravilloso alimento ha sido tomado durante siglos como un alimento muy nutritivo y un afrodisíaco que incita a amar. Esto se debe a que sus múltiples compuestos llegan al cerebro por muchas vías, provocando un delicioso ensueño que ninguna otra sustancia puede conseguir.

El sabor del chocolate, así como su textura, su olor y combinaciones, provoca al tenerlo dentro de la boca algo maravilloso que causa en casi todas las personas, una sensación inigualable de delicia. El chocolate, entre otras cosas, inhibe el insomnio y alivia el cansancio. Además de ser sabroso, el chocolate posee atributos que lo hacen ser muy nutritivo y saludable, ayudando a mejorar el humor, promover la sensualidad y provocar una sensación deliciosa.

Aunque el chocolate no sea una droga, provoca efectos adictivos que pueden ser comparados a los de la cafeína, ya que contiene teobromina, un estimulante cardiaco que provoca antojo, necesidad de consumo y una gran sensación de placer.

Este regalo misterioso y exótico de los mayas fue utilizado por los aztecas como afrodisíaco, y lo es aún en la actualidad.

El chocolate posee una sustancia llamada feniletilamina, que es sintetizada por el cerebro durante el orgasmo. Ante la sensación de enamoramiento de una persona, esta sustancia produce la secreción de anfetaminas naturales, provocando estados de euforia.

Otro componente del chocolate es la anandamida, que ocasiona una sensación de bienestar general, siendo ésta quizás la causa del gusto que casi todas las personas tienen por este delicioso alimento.

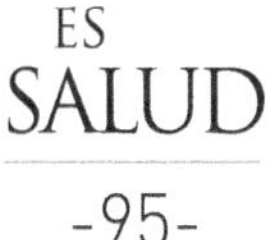

Por otro lado, aumenta la actividad de la dopamina, sustancia neuroquímica que se asocia directamente con la excitación y el placer sexual.

Y como si todo esto fuera poco, el chocolate tiene otros usos y efectos, siendo utilizado en varios productos de belleza, destinados a tratamientos para la piel. Esto se debe a que la mantequilla de cacao es un hidratante natural, que posee un potente efecto antioxidante, ayudando a mejorar la elasticidad de la piel.

Este alimento es ideal para disfrutarlo en pareja, degustándolo de a dos.

MIEL

La miel es un alimento de alto valor energético, ya que posee una gran riqueza en vitaminas (B y C) y minerales del polen, que estimulan la producción de hormonas sexuales. Estas características son las que le otorgan el poder de sustancia afrodisíaca. El azúcar de la miel es absorbido de manera instantánea por el organismo dándole al mismo más energías.

Es una mezcla de glucosa, fructosa y sacarosa.

La miel puede utilizarse como afrodisíaco en la preparación de numerosas recetas, mezclada con nueces, leche de cabra, huevos, coco, etc.

Resulta más efectiva cuando se la usa en estado puro, ya que una vez que se la licua (calentándola), suele perder algunas cualidades.